BEI GRIN MACHT SICH IHR WISSEN BEZAHLT

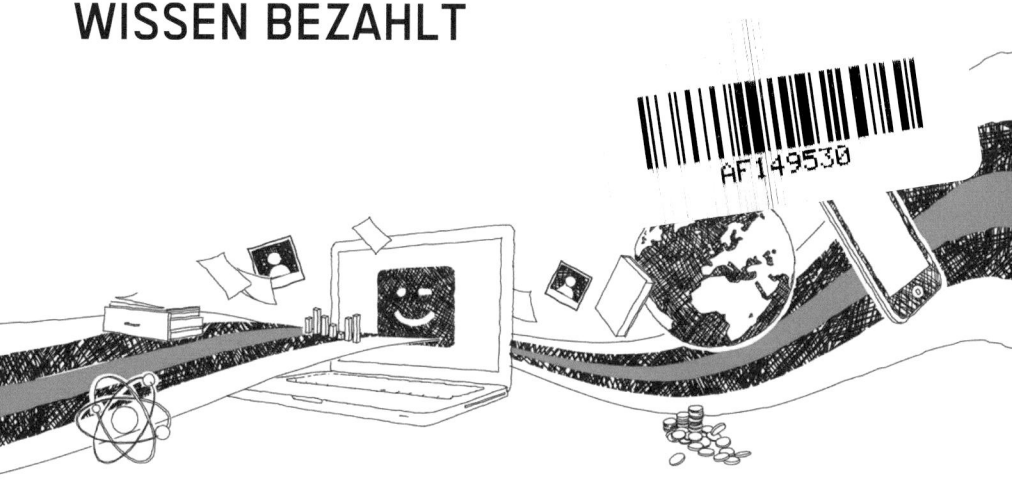

- Wir veröffentlichen Ihre Hausarbeit,
  Bachelor- und Masterarbeit

- Ihr eigenes eBook und Buch -
  weltweit in allen wichtigen Shops

- Verdienen Sie an jedem Verkauf

Jetzt bei www.GRIN.com hochladen und kostenlos publizieren

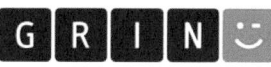

Resilienz in Krisenzeiten von Covid-19. Definition, Merkmale, Ressourcen und Theorien

Sandra Pollan

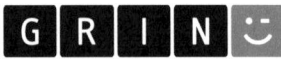

Bibliografische Information der Deutschen Nationalbibliothek:

Die Deutsche Nationalbibliothek verzeichnet diese Publikation in der Deutschen Nationalbibliografie; detaillierte bibliografische Daten sind im Internet über http://dnb.d-nb.de abrufbar.

ISBN: 9783346867650
Dieses Buch ist auch als E-Book erhältlich.

© GRIN Publishing GmbH
Trappentreustraße 1
80339 München

Alle Rechte vorbehalten

Druck und Bindung: Books on Demand GmbH, Norderstedt Germany
Gedruckt auf säurefreiem Papier aus verantwortungsvollen Quellen

Das vorliegende Werk wurde sorgfältig erarbeitet. Dennoch übernehmen Autoren und Verlag für die Richtigkeit von Angaben, Hinweisen, Links und Ratschlägen sowie eventuelle Druckfehler keine Haftung.

Das Buch bei GRIN: https://www.grin.com/document/1355633

Hochschule für angewandte Wissenschaften Coburg

Fakultät Soziale Arbeit und Gesundheit

B.Sc.-Studiengang Integrative Gesundheitsförderung

Modul 5: Gesundheitspsychologie

Hausarbeit –

Gesundheitspsychologie

Resilienz in Krisenzeiten von Covid- 19

Name: Sandra Popp

Semester: 2, SoSe 2020

Inhaltsverzeichnis

1. Vorstellung der Arbeit 1

2. Definition und Merkmale der Resilienz 1

3. Die Resilienz – ressourcenorientiertes Konzept 3

    3.1. Personale Ressourcen 3

    3.2. Soziale Ressourcen..3

    3.3. Kognitive Ressourcen...3

    3.4. Arbeitsbezogene Ressourcen 3

4. Theorien der Resilienz..4

    4.1. Kohärenzmodell von Aaron Antonovsky...4

    4.2. Transaktionales Stressmodell nach Lazarus 5

    4.3. Selbstwirksamkeitstheorie nach Bandura...6

5. Das Posttraumatische Wachstum...6

    5.1. Entstehung des posttraumatischen Wachstums.................................6

    5.2. Problematiken bei der Erforschung und Anwendung des posttraumatischen Wachstums 7

6. Ängste und Probleme der Menschen in der Corona Zeit.............................8

7. Resilienz als tragfähiges Konzept der Gesundheitsförderung in der Krisenzeit 9

8. Fazit..12

9. Literaturverzeichnis 13

Abbildungsverzeichnis

Abbildung 1: Transaktionales Stressmodell nach Lazarus (Franke, 2012) 5
mit eigenem Beispiel verknüpft (selbst erstellt)

1. Vorstellung der Arbeit

Seit einigen Jahren beschäftigen sich Wissenschaftler immer wieder mit den Thema Resilienz. Diese Arbeit gibt einen Überblick über die Definition, Merkmale, Ressourcen und zugrundeliegenden Theorien der Resilienz. Es wird die Entstehung des posttraumatischen Wachstums erklärt und dessen Problematiken dargestellt. Im Blickpunkt der Arbeit geht es um die Frage, ob und in wieweit die Verbesserung der Resilienz in Krisenzeiten ein tragfähiges Konzept in der Gesundheitsförderung sein kann. In diesem Zusammenhang werden die Ängste und Reaktionen von Menschen in der Corona Zeit kurz dargestellt und das Konzept des Waldbadens *Shinrin Yoku* wird skizziert. Zum Schluss wird ein Fazit gezogen.

2. Definition und Merkmale der Resilienz

Die meisten Menschen erleben Krisen und müssen aufgrund dessen über sich hinauswachsen, um die Krise erfolgreich zu bewältigen. Durch Bewältigungsstrategien, die sogenannten Copingstrategien können Notlagen überstanden werden. Resiliente Menschen zeichnen sich dadurch aus, gestärkt aus der Krise hervorzugehen. Der Wortsprung von Resilienz geht auf das lateinische Verb *resilire* zurück und bedeutet *abprallen* oder *zurückspringen*. (Simonis, 2019, S. 10) Mit *abprallen* oder *zurückspringen* ist in diesem Zusammenhang gemeint, dass Krisen überwunden werden, ohne größeren gesundheitlichen Schaden anzurichten. Es gibt zahlreiche weitere Definitionen der Resilienz in der Wissenschaft. Eine davon ist:

> Resilienz ist die Fähigkeit, Stress, Frust, Druck, Niederlagen und Rückschläge zu bewältigen und diese Herausforderungen durch Rückgriff auf persönliche und sozial vermittelte Ressourcen als Anlass für persönliche Entwicklung und Wachstum zu nutzen. (Simonis, 2019, S.10)

Krisen werden negativ wahrgenommen, aber Krisen sind auch Chancen, da es durch Neuausrichtung gelingen kann, die Herausforderungen zu bewältigen und davon zu profitieren. (Siegrist & Luitjens, 2013, S.23)

Merkmale der Resilienz

Emmy Werner (1992) untersuchte alle 698 Kinder, die auf der Insel Kauai 1955 geboren wurden. Insgesamt lief die Längsschnittstudie über 40 Jahre und beinhaltete mehrere Messzeitpunkte. Das Leben der Kinder wurde von ähnlichen Ausgangsbedingungen wie Alkoholismus, Misshandlung und Armut geprägt. 201 dieser Kinder hatten besonders schwierige Bedingungen. Diese untersuchte Werner und stellte fest, dass ein Drittel dieser Kinder es schaffte, ihrem Schicksal zu entfliehen. Dadurch konnte belegt werden, dass sich Resilienz entwickeln kann und es schützende Faktoren geben muss. (Werner, 1992, S. 262) Bezugnehmend auf das letzte Drittel dieser Kinder folgt die Erkenntnis, dass Resilienz nicht wie anfangs von der Resilienzforschung angenommen wurde, eine angeborene Fähigkeit ist. (Fröhlich-Gildhoff & Rönnau-Böse, 2015, S. 10) Daraus resultiert, Resilienz ist ein dynamischer „Anpassungs- und Entwicklungsprozess". (Wustmann, 2004, S.28 zitiert nach Fröhlich-Gildhoff & Rönnau-Böse, 2015, S. 10) Voraussetzung für den dynamischen Prozess der Resilienz ist die Fähigkeit zur Neuroplastizität im Gehirn, das heißt das Gehirn kann sich selbst ändern. Daraus ergibt sich, dass es möglich ist die Persönlichkeit zu verändern, da das Gehirn sich weiterentwickeln und regenerieren kann und somit neue Strukturen geschaffen werden können. (Simonis, 2019, S. 36) Einige Autoren, unter anderen Simonis (2019) stellen weiterhin als Resultat der resilienten Kinder in der Kauai Studie, sieben Schlüsselfaktoren (=sieben Säulen der Resilienz) dar, die im Wesentlichen dafür verantwortlich sind, in wie weit Menschen gestärkt aus einer Krise hervorgehen. Dies sind Optimismus, Akzeptanz, Lösungsorientierung, Verlassen der Opferrolle, Verantwortung, Soziales Netzwerk und Zukunftsorientierung. (Simonis, 2019, S. 12–14)

Fröhlich-Gildhoff (2015) beschreibt die Resilienz als nicht stabile Einheit. Die Widerstandskraft hat die Fähigkeit sich zu verändern und zu entwickeln. Kinder können resilient gewesen sein und dennoch zum Zeitpunkt, an dem es eine neue Herausforderung zu bewältigen gibt, in Schwierigkeiten geraten. (Fröhlich-Gildhoff & Rönnau-Böse, 2015, S. 10) Beispielsweise lösen sich Kinder ohne Probleme, um in der Kindertagesstätte betreut zu werden. In der Schule fangen die Probleme an, weil sie sich an ein verändertes Umfeld gewöhnen müssen, andere Bezugspersonen, weniger Bewegung haben und Freunde möglicherweise in einer anderen Schule oder Klasse sind. Resilienz ist nicht universell und allgemeingültig, sondern situationsabhängig. (Fröhlich-Gildhoff & Rönnau-Böse, 2015, S. 11) Individuen können beruflich resilient sein, aber sie sind zum Beispiel nicht resilient in der Partnerschaft.

3. Die Resilienz – ressourcenorientiertes Konzept

Siegrist und Luitjens (2013) beschreiben Ressourcen als Faktoren, die Resilienz beeinflussen können. Der Aufbau von Ressourcen ist wichtig, um die Widerstandsfähigkeit zu erhöhen. Die Ressourcen lassen sich in vier verschiedene Gruppen untergliedern. (Siegrist & Luitjens, 2013, S. 29) Diese können sich gegenseitig beeinflussen. Beispielsweise ein Mensch der über ausgezeichnete Sozialkompetenzen verfügt, hat mit höherer Wahrscheinlichkeit ein größeres soziales Netzwerk, als Menschen mit geringen Sozialkompetenzen. Nachfolgend werden die Ressourcen kurz aufgezeigt.

3.1. Personale Ressourcen

Personale Ressourcen sind Eigenschaften, die Individuen teilweise innehaben. Diese können aber auch trainiert werden. Zu den Kompetenzen zählen als Beispiele genannt Selbstwahrnehmung, Selbstwirksamkeit, Soziale Kompetenzen, Selbstreflexion und Selbstregulierung. (Fröhlich-Gildhoff & Rönnau-Böse, 2015, S. 30)

3.2. Soziale Ressourcen

Soziale Ressourcen sind Familie, Freunde, Kollegen, Berater und Vorbilder. (Siegrist & Luitjens, 2013, S. 30) Diese können in schwierigen Situationen unterstützend wirken. (Siegrist & Luitjens, 2013, S. 31)

3.3. Kognitive Ressourcen

Siegrist und Luitjens verstehen unter kognitiven Kompetenzen, die Steuerung eigener Gedanken, sowie Zusammenhänge zu bemerken, um anschließend eine angebrachte Bewertung vorzunehmen. Bei den kognitiven Kompetenzen ist auch eine proaktive Grundhaltung wichtig zu erwähnen. Proaktive Menschen haben zum Beispiel eine hohe Fähigkeit zur Selbstverantwortung, Selbstfürsorge, Akzeptanz und Lösungsorientierung. (Siegrist & Luitjens, 2013, S. 29–30)

3.4. Arbeitsbezogene Ressourcen

Menschen verbringen sehr viel Zeit am Arbeitsplatz. Die Arbeit sollte sinnvoll sein, passende Aufgabenstellung beinhalten und ein gutes Arbeitsklima aufweisen. Außerdem sollte die Organisation flexibel sein, sowie materielle Absicherung gewährleisten. (Siegrist & Luitjens, 2013, S. 31)

4. Theorien der Resilienz

Dem Resilienz-Konzept liegen verschiedene Theorien zugrunde. Drei dieser Theorien werden nachfolgend dargestellt.

4.1. Kohärenzmodell von Aaron Antonovsky

Das Kohärenzmodell von Aaron Antonovsky ist ein Bestandteil im Salutogenese Konzept. Antonovsky wendete sich der traditionellen Sichtweise der Pathogenese ab, um der Frage wie Gesundheit trotz krankmachenden Faktoren entsteht, nachzugehen. (Schaefer, Gostomzyk & Berndt, 2002, S. 17) Das Kohärenzgefühl (sense of coherence), kurz SOC dient der Beantwortung der salutogenetischen Fragestellung. (Schaefer et al., 2002, S. 21)

Antonovsky (1997) beschreibt drei Komponenten des SOC:

- Verstehbarkeit (sense of comprehensibility): Menschen müssen in der Lage sein, die Einwirkungen innerer und äußerer Einflüsse nachzuvollziehen, strukturieren und einordnen zu können
- Handhabbarkeit (sense of manageability): Individuen können Herausforderungen aktiv durch Ressourcen bewältigen
- Bedeutsamkeit (sense of meaningfulness): Vorwiegend emotionale Bewertung inwiefern Personen ihr Leben als sinnvoll erachten. Situationen und Herausforderungen werden im Kontext des Lebens erfasst und verarbeitet (Schaefer et al., 2002, S. 21)

Bessere Gesundheit lässt sich durch ein höheres Kohärenzgefühl erzielen. (Schaefer et al., 2002, S. 21) Kohärenz kann sich auszeichnen, indem als Beispiel die Einschränkungen während der Corona Zeit nachvollzogen werden, die Lage erfasst wird, dass die Maßnahmen bedeutend sind, um Menschen zu schützen und die Situation durch geeignete Ressourcen zu bewältigen ist und zudem positiv zu beurteilen. Das heißt die Situation wird als sinnvoll erachtet, da es gelungen ist, beispielsweise Homeschooling und Homeoffice zu vereinbaren.

4

4.2. Transaktionales Stressmodell nach Lazarus

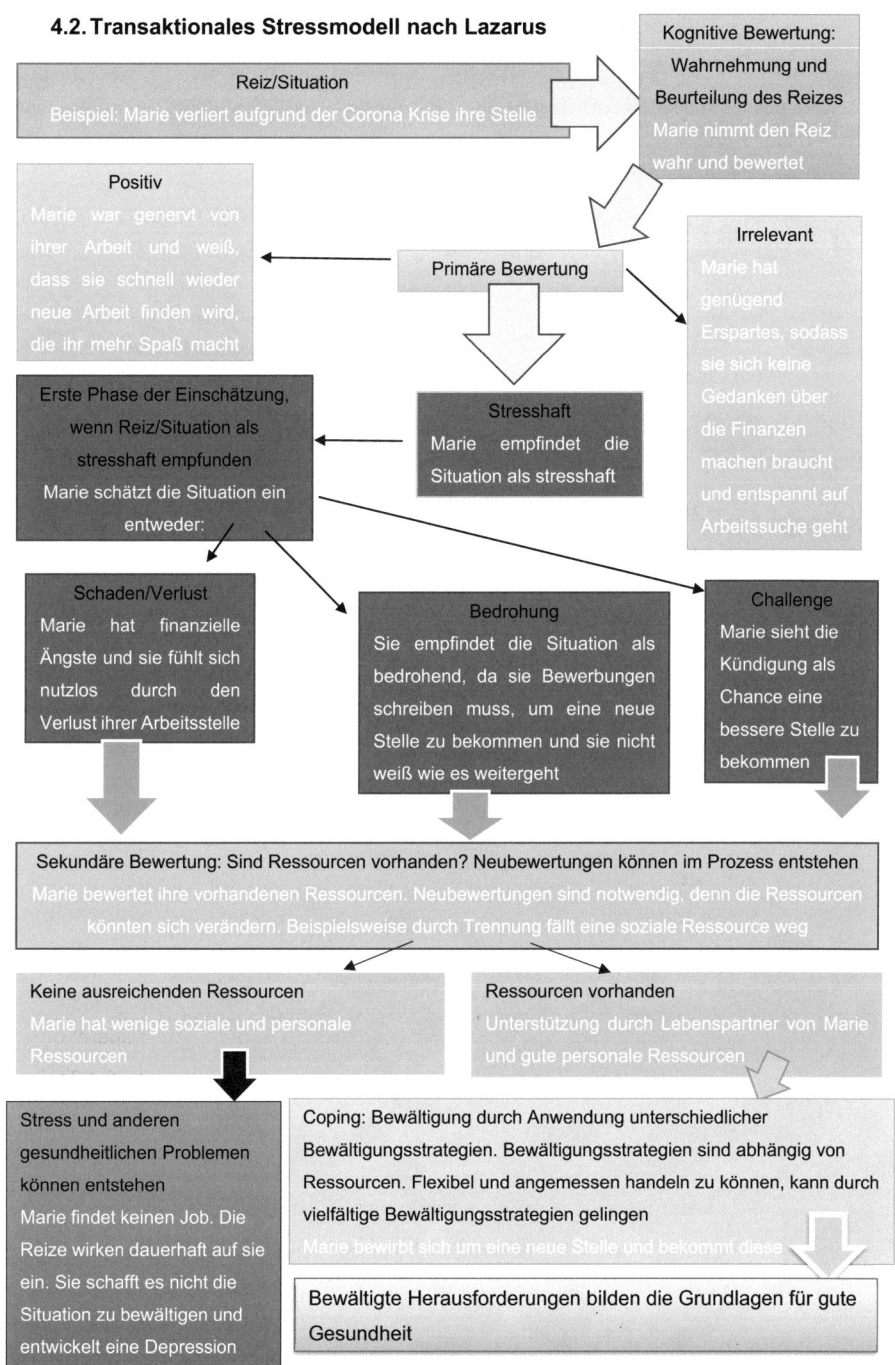

Abbildung 1: Transaktionale Stressmodell nach Lazarus (Franke, 2012, S. 122) verbunden mit ausgedachten, eigenem Beispiel Marie (Abbildung selbst erstellt)

4.3. Selbstwirksamkeitstheorie nach Bandura

Der Psychologe Albert Bandura (1997) geht in der Selbstwirksamkeitstheorie davon aus, dass das Verhalten und die Verhaltensänderungen einer Person abhängig von der Konsequenz- und der Selbstwirksamkeitserwartung sind. Aktuellere Quellen beschreiben die Selbstwirksamkeitserwartung als Einschätzung eigener Kompetenzen, die zur Lösung von schwierigen oder neuen Situationen nötig sind. Die Selbstwirksamkeitserwartung beeinflusst kognitive, motivationale, emotionale und aktionale Prozesse. Unabhängig von der Intelligenz einer Person können Aufgaben trotz Hindernissen bewältigt werden. Ein Grund für die Bewältigung neuer oder herausfordernder Aufgaben ist eine hohe Selbstwirksamkeitserwartung. (Team Ehlert, S. 2) Je höher die individuelle Selbstwirksamkeitserwartung ist, desto besser können Individuen mit Misserfolgen umgehen und sich schneller nach Rückschlägen erholen. (Team Ehlert, S. 3) Dies wirkt sich ebenfalls positiv auf die Gesundheit aus.

5. Das Posttraumatische Wachstum

Mangelsdorf (2020) unterscheidet vier mögliche Reaktionen, die durch traumatische Erfahrungen entstehen können. Diese sind Resilienz, Erholung, posttraumatisches Wachstum und die posttraumatische Belastungsstörung (PTBS). Resiliente Reaktionen zeichnen sich aus, dass die psychische Leistungsminderung kurzzeitig und gering ist, dadurch wird das Ausgangsniveau schnell wieder erreicht und das Leben fortgesetzt werden. (Mangelsdorf, 2020, S. 24)

Das posttraumatische Wachstum beschreibt den Vorgang sich persönlich aus traumatischen Erfahrungen zu entwickeln. (Mangelsdorf, 2020, S. 23) Trauma bedeutet im Kontext des posttraumatischen Wachstums, nicht nur Erlebnisse, die das eigene Leben bedrohen, sondern es werden auch Geschehnisse beschrieben, wie das Verlassenwerden durch eine geliebte Person. (Mangelsdorf, 2020, S. 22) Sowohl in der Resilienzforschung als auch bei der Entstehung der posttraumatischen Belastungsstörung (PTBS), sind die Erkenntnisse, die erklären, wann das posttraumatische Wachstum auftritt, von Bedeutung. (Mangelsdorf, 2020, S. 23)

5.1. Entstehung des posttraumatischen Wachstums

Entsprechend der These von Cann und Kollegen (2010) ist auch Mangelsdorf (2020) der Ansicht, dass posttraumatisches Wachstum entstehen kann, wenn persönliche Grundüberzeugungen erschüttert werden. Diese Erschütterung ist Voraussetzung für Weiterentwicklungsprozesse. (Cann et al., 2010, S.19 zitiert nach Mangelsdorf, 2020,

S. 23) Weiterhin gehen laut Mangelsdorf (2020) verschiedene Wissenschaftler von einer dynamischen Entwicklung aus, die durch verschiedene Interaktionen auf sozialer, psychischer, molekularer Ebene sowie Umweltfaktoren beruht. (Mangelsdorf, 2020, S. 24)

Sophia ist trotz der Schwierigkeiten in der Corona Zeit glücklich mit ihren zwei Kindern und ihren Mann. Eines Morgens wacht sie auf und ihr Mann ist verschwunden. Auf dem Tisch liegt ein Abschiedsbrief, in dem sie erfährt, dass ihr Mann ins Ausland mit seiner Geliebten auswandert. Sie ist traurig, enttäuscht und wütend. Ihre Grundüberzeugung, dass Kinder mit Mama und Papa aufwachsen sollen und eine Liebe für immer hält, gerät ins Wanken. Durch das Erlebte verwirft sie ihre Grundüberzeugungen und übersteht die Krise. Im Nachhinein schildert sie, dass sich durch das Verlassenwerden, ihr Verhältnis zu Freunden und ihren Eltern sich verbessert habe. Hier wird deutlich, dass das Wachstum ein dynamischer Prozess ist. Die Ressourcen wurden erweitert und ihre Überzeugungen haben sich an das Ereignis angepasst.

5.2. Problematiken bei der Erforschung und Anwendung des posttraumatischen Wachstums

Mangelsdorf (2020) belegt, durch einige Studien verschiedener Wissenschaftler, die bisher durchgeführt wurden und durch Selbsteinschätzung der Teilnehmer entstanden sind, dass keine verlässliche Aussage getroffen werden kann, ob das untersuchte Lebensereignis die Veränderung ausgelöst hat oder ob diese durch andere Erfahrungen ausgelöst wurde. (Mangelsdorf, 2020, S. 26) Einige Studien deuten an, dass retrospektive Selbstwahrnehmung über positive Veränderungen nicht deckungsgleich mit echtem posttraumatischem Wachstum ist. (Mangelsdorf, 2020, S. 31)

Mangelsdorf (2020) hinterfragte das posttraumatische Wachstum und führte aufgrund dessen 122 Längsschnittstudien zusammen. Untersucht wurden Teilnehmende, die nicht an Interventionen teilgenommen hatten. Viele dieser Probanden hatten nach ca. 1,5 Jahren ein höheres Selbstwertgefühl und tiefere soziale Beziehungen. Auch konnte der Alltag besser bewältigt werden. (Mangelsdorf et al. 2019, zitiert nach Mangelsdorf, 2020, S. 27) Diese Erkenntnis legt nahe, dass nicht unbedingt Intervention nötig sind, um posttraumatisches Wachstum zu erzeugen.

Nicht jedem Menschen gelingt es, negative Erfahrungen als sinnvoll zu erachten. (Mangelsdorf, 2020, S.27) Menschen, die keinen Sinn finden, werden möglicherweise eher an einer PTBS erkranken, als zu wachsen. Jeder Mensch ist dementsprechend sehr individuell zu betrachten, deshalb wird es schwierig eine Aussage zu treffen, wie Interventionen zur Förderung des posttraumatischen Wachstums gestaltet werden müssen, damit es Personen, die daran teilnehmen gelingen kann, Traumata zu überwinden und durch die Bewältigung zu wachsen. Personen werden im Leben häufig herausgefordert und müssen sich anpassen. Ebenso wie es nicht jedem Individuum gelingt, negativen Erfahrungen einen Sinn zu geben, gelingt es auch nicht jeder Person sich an Bedingungen zu adaptieren. Aktuell gibt es wenige Längsschnittstudien zum posttraumatischen Wachstum, dadurch ist es schwierig, kausale Zusammenhänge zu erkennen, da die durchgeführten Querschnittsstudien nur einen Messzeitpunkt haben. (Mangelsdorf, 2020, S. 27) Dadurch konnte noch nicht ausreichend aufgezeigt werden, welche Faktoren notwendig sind, um Wachstum zu entwickeln und welche Interventionen dafür geeignet wären. Auch ist anzumerken, dass Betroffene sich unter Druck gesetzt fühlen könnten, aufgrund der Erwartungshaltung, Wachstum zeigen zu müssen. (Mangelsdorf, 2020, S. 31) Auch ethisch gibt es zu bedenken, dass die psychische Reaktion nicht vorhergesagt werden kann. Teilweise ist die Folge einer überwundenen PTBS, als Reaktion posttraumatisch zu wachsen. (Mangelsdorf, 2020, S. 27) Hier wäre es sinnvoll, mehr über die Faktoren, die für das Wachstum verantwortlich sind zu erforschen, um Interventionen sinnvoll zu gestalten. Eine weitere Schwierigkeit besteht in der Einschätzung von Menschen. Eine Trennung beispielsweise gilt für manche Menschen als starkes Trauma für andere hingegen nicht. Die Schwierigkeit besteht darin Menschen einzuschätzen, ob sie nach einer schlimmen Erfahrung posttraumatisch wachsen oder eher krank werden. Jeder Mensch hat andere Eigenschaften und Ressourcen und muss individuell betrachtet werden.

6. Ängste und Probleme der Menschen in der Corona Zeit

Ängste können laut der oben dargelegten Theorien aufgrund fehlender Ressourcen entstehen. Stresszustände können zu einer Angst führen. Ebenfalls kann Angst, Stress erzeugen. Beispielsweise konnte bisher das Studium gut gemeistert werden. In der Corona Zeit müssen sich Studierende allerdings umstellen und so gelingt es einigen Studierenden nicht, die Aufgaben zu bewältigen. Dies kann Stress und Ängste verursachen.

Menschen können in Krisenzeiten verschiedene Ängste und Reaktionen zeigen. Einige davon werden nachfolgend aufgezeigt:

- Angst selbst zu erkranken oder zu sterben
- Behandlungen vermeiden, um die Gefahr einer Ansteckung in einer medizinischen Einrichtung zu mindern
- Finanzielle Ängste
- Soziale Isolation durch die Quarantänemaßnahme, infolge einer Verbindung zu Infizierten
- Gefühl der Hilflosigkeit
- Angst Bezugspersonen aufgrund der Quarantäne nicht zu sehen
- Höhere Belastungen im Beruf
- Arbeiten im Team nicht möglich →Isolationsgefühle
- Weniger Selbstfürsorge, da Zeit und Energie fehlen

(frei übersetzt nach Inter-Agency Standing Committee, 2020, S. 3)

7. Resilienz als tragfähiges Konzept der Gesundheitsförderung in der Krisenzeit

Gesundheitsförderung setzt nicht nur bei der individuellen Person und dessen Befähigung zur Stärkung der eigenen Gesundheit an, sondern es sollen optimale gesundheitsförderliche Lebenswelten durch soziale, ökologische, strukturelle und individuelle Vorrausetzungen geschaffen werden. (Bengel & Lyssenko, 2012, p. 92) Resilienz basiert auf der Grundlage verschiedener psychologischer Theorien. So auch die Kohärenztheorie von Antonovsky, die im Rahmen des Salutogenese Konzeptes entstanden ist, welches bedeutend in der Gesundheitsförderung ist. Wie oben schon geschildert, geht Antonovsky davon aus, dass ein höheres Kohärenzgefühl im Zusammenhang mit einer besseren Gesundheit steht. Wird die Resilienz gestärkt, so kann auch das Kohärenzgefühl gestärkt werden, wodurch die Gesundheit verbessert werden kann. Die verschiedenen Theorien zeigen die Schutzfaktoren und die damit verbundene Beeinflussung auf. (Bengel & Lyssenko, 2012, p. 92) Durch einige Studien, wie die Kauai-Studie, Mannheimer-Risikokinder-Studie, die Bielefelder Invulnerabilitätsstudie konnte aufgezeigt werden, welche Schutzfaktoren die Widerstandskraft erhöhen und welche Risikofaktoren zu einer Vulnerabilität beitragen. Diese Studien haben Einfluss auf die Gesundheitsförderung, da erkannt wurde, dass eine höhere Resilienz dazu beiträgt, die Gesundheit der Menschen aufrecht zu erhalten bzw. zu stärken.

Beispielsweise ist es in der Krise von Corona wichtig zu verstehen, wie die Schutzfaktoren wirken, um gesundheitsförderliche Interventionen zu entwickeln und um nachvollziehen zu können, warum sich möglicherweise einzelne Erkrankungen wie Depression, Burnout in dieser Zeit in der Bevölkerung häufen. Durch das Virus ist die soziale Distanzierung zum Alltag geworden und so fallen für einige Menschen soziale Ressourcen zur Bewältigung der schwierigen Lage weg. Dies birgt die Gefahr, dass die Gesundheit negativ beeinträchtigt wird, da Herausforderungen nicht mehr so gut bzw. gar nicht mehr bewältigt werden können. Aber auch bei der Gesundheitsförderung im Setting können Erkenntnisse aus der Resilienzforschung ihre Anwendung finden. Soll beispielsweise eine gesundheitsförderliche Maßnahme gezielt für Kinder suchtkranker Eltern entwickelt werden, ist es vorteilhaft die Beeinflussungen der Schutz- und Risikofaktoren zu kennen, um geeignete, resilienzfördernde Maßnahmen zu gestalten, die zu einer Verbesserung der Entwicklung und der Gesundheit der Kinder in der Krise beitragen. Durch eine altersentsprechende Entwicklung gelingt es Kindern sich in der Folge gesünder zu entwickeln, da sie über mehr Ressourcen verfügen, beispielsweise haben sie mehr Sozialkontakte und verfügen über gute personale Ressourcen wie Konfliktlösungsfähigkeit.

Die Resilienzforschung identifizierte die verschiedenen Schutzfaktoren, welche sich gesundheitsfördernd auswirken. (Bengel & Lyssenko, 2012, p. 92) Resilienz ist dadurch auch ein ressourcenorientiertes Konzept. Auch in der Gesundheitsförderung werden verschiedene Ressourcen verbessert. Eine verbesserte Resilienz in der Krise kann sich positiv auf die Gesundheit auswirken, da Ressourcen gezielt gestärkt werden können, um die aktuelle als auch künftige Krisen besser zu meistern. Dadurch kann Gesundheit entstehen, da zum einen die Reize positiver bzw. nicht relevant bewertet werden, zum anderen die Selbstwirksamkeitserwartung aufgrund der Bewältigung gestiegen ist und zudem sich ein besseres Kohärenzgefühl entwickelt hat. Beispielsweise werden auf der Basis des Stressmodells Reize anders bewertet und so kommt zu weniger Stressempfindungen und aufgrund dessen sinkt die Wahrscheinlichkeit stressbedingte Erkrankungen zu bekommen.

Der Resilienz liegen teilweise veraltete theoretische Modelle zugrunde, diese Grundlagen sollten immer wieder durch neuere Erkenntnisse überarbeitet, analysiert und neu interpretiert werden. Wie auch in anderen Forschungsgebieten gilt es Erkenntnisse aus der Resilienzforschung kritisch zu hinterfragen. Es sollte zudem bedacht werden, dass die Verbesserung der Resilienz in der Krise nicht immer schützen kann den psychischen, physischen und sozialen Zustand aufrechtzuerhalten. Wird der Nutzen einer verbesserten Resilienz mit den

Problematiken verglichen, liegt die Schlussfolgerung nahe, dass eine Erhöhung der Widerstandsfähigkeit in der Krise ein tragfähiges Konzept der Gesundheitsförderung ist. Verschiedene Konzepte dienen der Verbesserung der Resilienz. Im Folgenden wird das Heilsame Waldbaden *Shinrin Yoku* skizziert, da es die Resilienz verbessert und auch in der Corona Zeit trotz Kontaktsperren und/oder Ausgangsbeschränkungen durchgeführt werden kann.

Skizzierung: Heilsames Waldbaden *Shinrin Yoku*

„Wer sich mit der Natur beschäftigt, versteht auch alles andere besser." (Einstein zitiert nach Miyazaki, 2018, S. 90) Vermehrt kommt es in der modernen Zeit zu stressbedingten Erkrankungen, die durch den Aufenthalt in der natürlichen Umgebung verringert werden können. (Miyazaki, 2018, p. 23) Waldbaden bedeutet achtsam für mindestens zwei Stunden langsam zu spazieren und die Eindrücke mithilfe der Sinne wahrzunehmen. (Miyazaki, 2018, p. 78) Die Natur unter anderen zur Entspannung, Blutdrucksenkung, mehr Wohlbefinden durch Stressreduktion. (Miyazaki, 2018, p. 34) Beim Waldbaden gibt es verschiedene Durchführungsmethoden. Übungen, wie beispielsweise Achtsamkeitsübungen, Body-Mind-Verfahren können beim Waldbaden integriert werden. Ressourcen, wie die Konzentrationsfähigkeit, Selbstsicherheit, körpereigene Wahrnehmungen nachweislich gesteigert werden. (Schuh & Immich, 2019, p. 112) Der Wald oder auch die Natur im Allgemeinen, bietet Kindern die Möglichkeit in der Natur zu lernen und durch Aktivitäten wie Klettern oder Zelte bauen, das Selbstvertrauen zu stärken. (Miyazaki, 2018, p. 90) Aber auch andere Fähigkeiten wie das obige Zitat nahelegt werden erweitert, darunter die Problemlöse- und Lernfähigkeit, sowie die Fähigkeit zur Wertschätzung der Natur. (Miyazaki, 2018, p. 90) Weiterhin verbessert die Natur die Selbstwirksamkeit, Akzeptanz, Optimismus und die soziale Kontaktfähigkeit. (Hofmann, 2017) Waldbaden stärkt somit die verschiedenen Ressourcen der Resilienz, die auch in den geschilderten Theorien eine Rolle spielen. Durch Aufbau von Ressourcen, gelingt es Krisen besser zu bewältigen und trotzdem gesund zu bleiben bzw. die Gesundheit zu verbessern. Das Konzept des Waldbadens ist evidenzbasiert und für alle Altersgruppen geeignet. Es kann ohne Anleitung durchgeführt werden, jedoch sollte sich vorher durch geeignete Quellen informiert werden.

8. Fazit

Die Gesundheit kann durch eine Verbesserung der Resilienz in der Krise gefördert werden. Durch Ressourcenorientierung im Konzept der Resilienz kann Gesundheit positiv beeinflusst werden. Ressourcen dienen nicht nur der Verbesserung von Resilienz, sondern auch der Aufrechterhaltung bzw. Steigerung der Gesundheit.

9. Literaturverzeichnis

Franke, A. (2012). *Modelle von Gesundheit und Krankheit* (Programmbereich Gesundheit, 2.Aufl.;). Bern: Huber.

Fröhlich-Gildhoff, K. & Rönnau-Böse, M. (2015). *Resilienz* (utb-studi-e-book, Bd. 3290, 4., aktualisierte Auflage). München: Ernst Reinhardt Verlag; UTB GmbH. Verfügbar unter http://www.utb-studi-e-book.de/9783838545196

Hofmann, B. u. O. (2017). *Vortrag am 16.02.2017 "Coaching to go - Die Kraft der grünen Resilienz nutzen,* München.

Mangelsdorf, J. (2020). *Posttraumatisches Wachstum.* Zeitschrift für Psychodrama und Soziometrie, *19*(1), 21–33. https://doi.org/10.1007/s11620-020-00525-5

Miyazaki, Y. (2018). *Shinrin Yoku - Heilsames Waldbaden. Die japanische Therapie für innere Ruhe, erholsamen Schlaf und ein starkes Immunsystem = Shinrin yoku* (1. Auflage). München: Irisiana.

Schaefer, H., Gostomzyk, J. G. & Berndt, H. (2002). *Vom Nutzen des Salutogenese-Konzepts* (Schriftenreihe der Landeszentrale für Gesundheit in Bayern, Bd. 11). Münster: Daedalus-Verl.

Siegrist, U. K. & Luitjens, M. (2013). *30 Minuten Resilienz* (30-Minuten-Reihe, 4. Auflage). Offenbach am Main: GABAL.

Simonis, J. (2019). *Resilienz steigern. Der praxisorientierte Ratgeber um die innere Stärke zu mobilisieren, Krisen zu bewältigen und Burnout vorzubeugen* (Deutsche Erstausgabe). Hückelhoven: Remote Verlag.

Team Ehlert, H. Microsoft Word - 2017_Urton_Selbstwirksamkeit_neu. Zugriff am 28.06.2020. Verfügbar unter https://www.uni-potsdam.de/fileadmin/projects/inklusion/PDFs/ZEIF-Blog/Urton_2017_Selbstwirksamkeitserwartung.pdf

Werner, E. E. (1992). *The children of Kauai: Resiliency and recovery in adolescence and adulthood1.* Journal of Adolescent Health, *13*(4), 262–268. https://doi.org/10.1016/1054-139X(92)90157-7

BEI GRIN MACHT SICH IHR WISSEN BEZAHLT

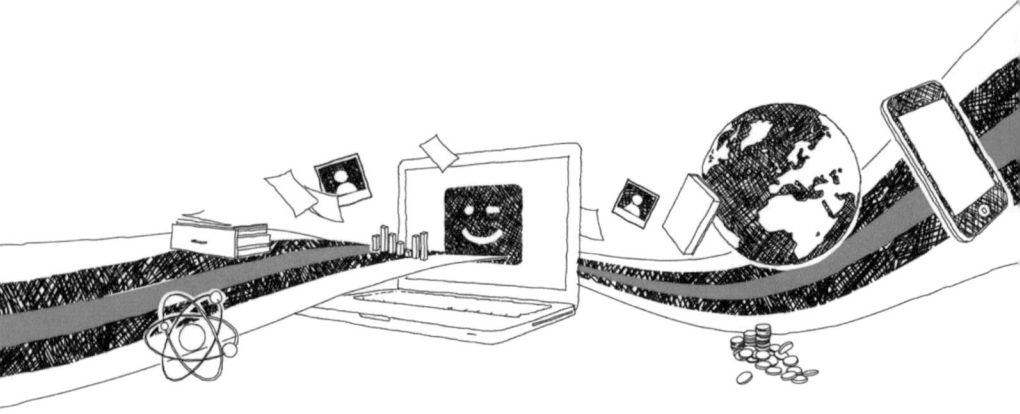

- Wir veröffentlichen Ihre Hausarbeit,
  Bachelor- und Masterarbeit

- Ihr eigenes eBook und Buch -
  weltweit in allen wichtigen Shops

- Verdienen Sie an jedem Verkauf

Jetzt bei www.GRIN.com hochladen
und kostenlos publizieren

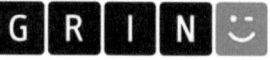